BEI GRIN MACHT SICH IHR WISSEN BEZAHLT

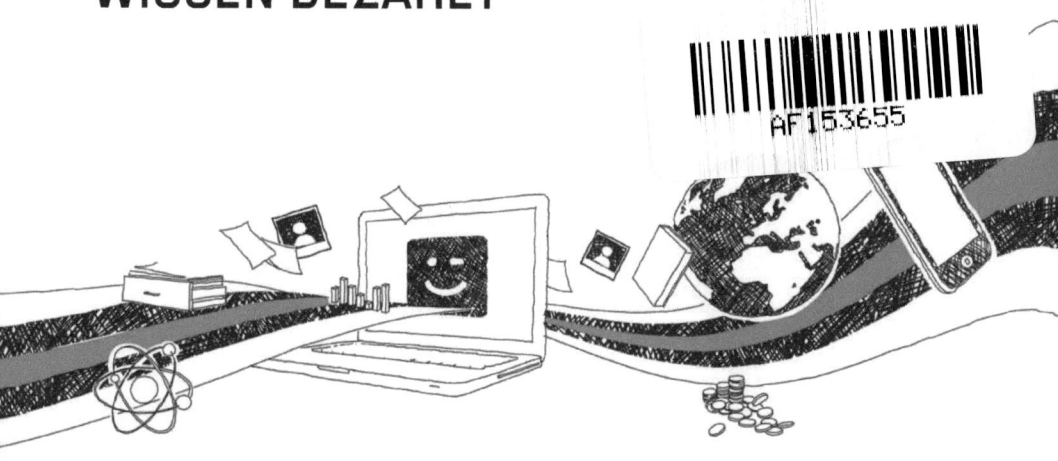

- Wir veröffentlichen Ihre Hausarbeit,
  Bachelor- und Masterarbeit

- Ihr eigenes eBook und Buch -
  weltweit in allen wichtigen Shops

- Verdienen Sie an jedem Verkauf

Jetzt bei www.GRIN.com hochladen und kostenlos publizieren

GRIN ☺

Die Rolle des betrieblichen Gesundheitsmanagements für Pflegekräfte im Krankenhaus

Daniela Kaminski

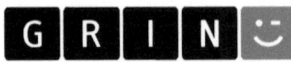

Bibliografische Information der Deutschen Nationalbibliothek:

Die Deutsche Nationalbibliothek verzeichnet diese Publikation in der Deutschen Nationalbibliografie; detaillierte bibliografische Daten sind im Internet über http://dnb.d-nb.de abrufbar.

ISBN: 9783346403971
Dieses Buch ist auch als E-Book erhältlich.

Druck und Bindung: Books on Demand GmbH, Norderstedt Germany
Gedruckt auf säurefreiem Papier aus verantwortungsvollen Quellen

Das vorliegende Werk wurde sorgfältig erarbeitet. Dennoch übernehmen Autoren und Verlag für die Richtigkeit von Angaben, Hinweisen, Links und Ratschlägen sowie eventuelle Druckfehler keine Haftung.

Das Buch bei GRIN: https://www.grin.com/document/1012038

Universität Bielefeld
Fakultät für Gesundheitswissenschaften

Studiengang: Public Health

Probleme der Gesundheitssystemforschung

Wintersemester 2019/2020

Die Rolle des betrieblichen Gesundheitsmanagements für Pflegekräfte im Krankenhaus

Daniela Kaminski

Datum der Einreichung: 12.03.2020

Inhaltsverzeichnis

1. Einleitung und Public Health Relevanz

Die Menschen in Deutschland werden immer älter, wodurch sich nun eine „Gesellschaft des langen Lebens" entwickelt (S.437). Gesundheit am Arbeitsplatz und betriebliches Gesundheitsmanagement gewinnen daher immer mehr an Bedeutung (Robert Koch-Institut, 2015a). 2018 waren ca. 5,7 Millionen Menschen im Gesundheitswesen beschäftigt. 1,8 Mio. Menschen davon in Krankenhäusern (Statistisches Bundesamt 2020a). In Deutschland lebten im Jahr 2016 82,5 Millionen Menschen. Jeder fünfte Deutsche war 65 Jahre und älter (21%). Im Jahr 2060 wird voraussichtlich jeder dritte Mensch 65 Jahre und älter sein (33%) (Statistisches Bundesamt, 2018). Der Bedarf an Pflegekräften nimmt durch die demographische Alterung stetig zu. Mit zunehmendem Alter erhöht sich auch die Wahrscheinlichkeit für altersassoziierte Erkrankungen (Robert Koch-Institut, 2015b). Nicht selten kommt es im Alter zudem zu einer Vielzahl von Erkrankungen zur gleichen Zeit, was dazu führt, dass ältere Menschen durchschnittlich häufiger und länger im Krankenhaus verbleiben als jüngere (Statistisches Bundesamt, 2010). 2014 war daher fast jeder zweite Krankenhauspatient 65 Jahre oder älter (Statistisches Bundesamt, 2016). Zusätzlich wird die Belegschaft in stationären Einrichtungen immer älter, qualifizierter Nachwuchs fehlt, und immer mehr ältere Menschen müssen pflegerisch versorgt werden (Statistisches Bundesamt, 2015a). Folglich ist die Arbeitsbelastung in der Pflege hoch und die Ausfälle können kaum noch kompensiert werden (Bräutigam, Dahlbeck, Enste, Evans, Hilbert, 2010).

2025 könnte der Bedarf an Pflegepersonal bereits 27% höher liegen als 2005. Das heißt 2025 würden rund 200.000 Pflegekräfte fehlen (Bundesministerium für Gesundheit, 2018). Schon heute besteht ein Mangel an qualifizierten Fachkräften, und den vorhandenen Pflegekräften fehlt die Zeit für fachgerechte und zuwendungsorientierte Pflege und Betreuung. Der Pflegesektor stößt bereits jetzt an die Grenzen seiner Leistungsfähigkeit. Damit entsteht eine große Herausforderung, den wachsenden Bedarf an informellen und professionellen Helfern zu decken. Zusätzlich wird die Personalgewinnung und -bindung für stationäre Einrichtungen immer schwieriger. Die Pflegekräfte leiden zunehmend unter den physischen und psychischen Belastungen ihres Berufs und sind unzufrieden mit der Gesamtsituation der Pflege. Das kann zu gravierenden Folgen für die pflegerische Versorgungsqualität führen (Deutsches Institut für angewandte Pflegeforschung, 2017). Die demographische Entwicklung bringt die Gesellschaft und auch die stationären Einrichtungen somit in große Schwierigkeiten (Bertelsmann, 2012). Das Gesundheitssystem wird in seiner jetzigen Verfassung nicht mehr zukunftsfähig sein (WifOR Wirtschaftsforschung, 2010). Dem betrieblichen Gesundheitsmanagement (BGM) kommt in Krankenhäusern daher eine immer größer werdende Bedeutung zu. Wenn nicht genug neues Personal ausgebildet werden kann, muss das vorhandene Personal gestärkt werden. Eine Herausforderung wäre es demnach, Strategien zu entwickeln, die Gesundheit der Mitarbeiter zu sichern, ihre Kompetenzen zu nutzen und sie möglichst lange an das Unternehmen zu binden. Der Blick muss langfristig auf die Bestandsmitarbeiter gerichtet werden, um diese möglichst lange im Beruf zu halten (Freiling, 2009). In dieser Arbeit soll daher auf die Situation der Pflegekräfte und die Umsetzung des BGMs in Krankenhäusern mit der Fragestellung „Welche Rolle spielt das betriebliche Gesundheitsmanagement im heutigen Krankenhausalltag für Pflegekräften und wie lässt es sich erfolgreich umsetzen?" eingegangen werden. Dazu werden zunächst die unterschiedlichen Herausforderungen für Pflegekräfte in Krankenhäusern näher erläutert, bevor anschließend grundlegende Aspekte des BGM aufgeführt werden. Danach erfolgen Informationen dazu, wie BGM in Krankenhäusern umgesetzt werden kann, welche Erfolgsfaktoren von Relevanz sind und welche Umsetzungshindernisse es gibt. Zuletzt wird ein Fazit verfasst. Zur besseren Lesbarkeit wird in dieser Arbeit auf geschlechtsspezifische Formulierungen verzichtet. Sämtliche personenbezogenen Bezeichnungen sind geschlechtsneutral zu verstehen.

2. Aktuelle Herausforderungen für Pflegekräfte im Krankenhaus

Der demographische Wandel hat starke Auswirkungen auf die Gesellschaft und ihre gesundheitliche Versorgung. Bis 2060 wird sich die Alterspyramide fast umgekehrt haben, das heißt es gibt mehr alte Menschen als junge Menschen nachkommen (Bundesinstitut für Bevölkerungsforschung, 2016). 2060 wird jeder Dritte (33%) das 65. Lebensjahr erreicht haben und es werden doppelt so viele 70-Jährige leben, wie Kinder geboren werden. Unsere Gesellschaft wird zunehmend von einer immer älter werdenden Bevölkerung geprägt (Statistisches Bundesamt, 2015b). Zusätzlich ist die Bevölkerung im Erwerbsalter stark von der demographischen Alterung betroffen. Als Erwerbsalter werden die Jahre von 20 bis 64 Jahren bezeichnet. 2013 zählten 49,2 Millionen Menschen zu dieser Altersgruppe, bis 2060 wird die Zahl voraussichtlich auf ca. 38 Millionen Menschen sinken. Auf 100 Personen im erwerbsfähigen Alter entfielen 2013 34 Personen, die über 65 Jahre waren. Im Jahr

2060 werden es voraussichtlich 65 Personen sein. Mit zunehmendem Alter steigt auch der Anteil der Personen, die sich gesundheitlich eingeschränkt fühlen. 18 % der 65- bis 69- Jährigen fühlten sich 2013 krank oder waren unfallverletzt. Bei den 70- bis 75- Jährigen stieg die Zahl auf 21 % und in der Altersgruppe ab 75 Jahre waren es bereits 28 % (Statistisches Bundesamt, 2015b). Mit einer zunehmend älter werdenden Gesellschaft geht auch eine erhöhter Pflegebedarf einher, das heißt Patienten in Krankenhäuser müssen intensiver und umfangreicher betreut werden. In Deutschland galten 1999 ca. 2 Millionen Menschen als pflegebedürftig, 2015 stieg die Zahl auf ca. 2,9 Millionen pflegebedürftige Menschen an (Statistisches Bundesamt, 2017). Aktuell sind es bereits 3,4 Millionen Pflegebedürftige in Deutschland, das sind ca. 4 % der Gesamtbevölkerung (Bundesministerium für Gesundheit, 2018). Für das Jahr 2030 wird mit einem Zuwachs von 800.000 Pflegebedürftigen gerechnet (insgesamt 4,2 Millionen). 2060 könnten es dann bereits 4,7 Millionen pflegebedürftige Menschen in Deutschland sein (Bundesinstitut für Bevölkerungsforschung, 2016) Im Alter kommt es somit zu vermehrter Pflegebedürftigkeit, einem gesteigerten Pflegebedarf und einem veränderten Bedarf an Gesundheitsleistungen. Zur weiteren Definition der einzelnen Herausforderungen wird nun der Fachkräftemangel näher erläutert.

2.1. Fachkräftemangel im Krankenhaus

Das Gesundheitswesen gehört zu den größten Arbeitsmärkten in Deutschland (Jandová, 2011).Trotzdem wurden in deutschen Krankenhäusern zwischen 1997 und 2007 ca. 50.000 Stellen abgebaut. 2008 stieg die Zahl der Pflegekräfte wieder leicht an, dennoch gab es 2013 noch ca. 35.000 Vollzeitpflegekräfte weniger als 1996 (Simon, 2015). Im Jahr 2018 arbeiteten 1,8 Millionen Menschen im Krankenhaus davon 628.000 Menschen als Gesundheits- und Krankenpfleger (Statistisches Bundesamt, 2020b). Aktuelle Statistiken gehen von einem zunehmenden Bedarf an Pflegepersonal aus, der die heutigen Beschäftigtenzahlen deutlich übersteigt. Dadurch würden im Jahr 2025 200.000 Pflegefachkräfte fehlen (Afentakis und Maier, 2010). Bis zum Jahr 2030 könnten bereits 500.000 zusätzliche Vollzeitpflegekräfte benötigt werden (Bertelsmann Stiftung, 2012). Aktuell wird von 17.000 offenen und direkt zu besetzenden Stellen in den Pflegeberufen ausgegangen. Ca. 14.000 davon entfallen auf Stellen für die eine dreijährige Pflegeausbildung benötigt wird (DIP, 2018). Eine internationale Studie von 2009/2010 zur personellen Besetzung in Krankenhäusern fand heraus, dass

Deutschland unter 12 europäischen Ländern am schlechtesten abschnitt. 2010 wurden in Deutschland 100 Krankenhauspatienten von 12,3 Pflegekräften versorgt, in den Niederlanden 29,8 und in Norwegen 42,9 Pflegekräfte pro 100 Krankenhauspatienten (Simon, 2015). Zusätzlich werden aufgrund der demographischen Alterung mehr Pflegekräfte in den Ruhestand gehen, als neue Pflegekräfte in den Pflegeberuf eintreten (Nowossadeck, 2013). Im Jahr 2030 werden durch den Eintritt ins Rentenalter zwischen 351.000 und 491.000 Pflegekräfte der stationären Einrichtungen in Rente gehen. Das sind ca. 45 bis 60 % des beschäftigten Personals (WifOR Wirtschaftsforschung, 2010). Durch das generelle Nichtvorhandensein von Arbeitskräften in Deutschland, dem wachsenden Bedarf an Pflegefachkräften und dem zunehmend älteren Personal in stationären Einrichtungen, dass bald das Rentenalter erreicht, wird eine wachsende Lücke zwischen Angebot und Nachfrage entstehen (Hämel und Schaeffer, 2012). Schon heute fehlt die Zeit für fachgerechte und zuwendungsorientierte Pflege und Betreuung (BVDW, 2017). Der steigende Personalmangel stellt die Krankenhäuser vor wachsende Probleme, die Versorgungsqualität und die Arbeitsfähigkeit der Pflegekräfte aufrecht zu erhalten. Eine große Rolle spielt auch die Veränderung des Pflegebedarfs, welche im nächsten Kapitel thematisiert wird.

2.2. Zunahme und Veränderung des Pflegebedarfs

Durch den demographischen Wandel wird vor allem der Anteil altersassoziierter Erkrankungen ansteigen. Zu den häufigsten altersassoziierten Erkrankungen gehören Herz-Kreislauf-Erkrankungen wie der Herzinfarkt oder der Schlaganfall, kognitive Erkrankungen wie Demenz und Morbus Parkinson, Stoffwechselerkrankungen wie Diabetes mellitus Typ II, Muskel- und Skeletterkrankungen und Krebserkrankungen (Robert Koch-Institut, 2015a). Nicht selten führen altersassoziierte Erkrankungen zu vermehrten Krankenhausaufenthalten und einer starken Einschränkung der Lebensqualität (van den Bussche et al., 2011). Die Lebensjahre, die in Gesundheit verbracht werden nehmen zu und trotzdem steigt mit dem Älterwerden das Risiko, gesundheitlich beeinträchtigt zu sein (Bundesinstitut für Bevölkerungsforschung, 2016). In fortgeschrittenem Alter ist ein Anstieg der Gesundheitsprobleme zu erkennen, sowohl in der Anzahl als auch in der Komplexität der Erkrankungen (Böhm, Tesch-Röhmer, Ziese, 2009). Der Fachausdruck „Multimorbidität" bezeichnet in diesem Zusammenhang das gleichzeitige Auftreten von zwei oder mehr Erkrankungen bei einer Person. Multimorbidität ist mehr als das Auftreten mehrerer chronischer Erkrankungen und ist häufig mit Immobilität, Sturzgefahr und Schmerzen verbunden (Dodel, 2014). Zusätzlich treten Begleiterscheinungen wie Appetitlosigkeit oder Schlafstörungen auf (Scheidt-Nave, Richter, Fuchs, Kuhlmey, 2010). Die Wahrscheinlichkeit einer Multimorbidität nimmt mit steigendem Alter zu. Die Prävalenz steigt bei Personen ab 65 Jahren an, variiert im nationalen und internationalen Vergleich jedoch stark (Dodel, 2014). Laut einer deutschen Studie mit 120.000 über 65-jährigen befragten Patienten wurden 62 %, mit mindestens drei Erkrankungen, als multimorbid bezeichnet. Werden auch die Patienten mit zwei Erkrankungen berücksichtigt, waren es sogar 73 %, die eine Multimorbidität aufwiesen. Durchschnittlich wurden 5,8 gleichzeitig auftretende Erkrankungen gefunden (van den Bussche et al., 2011).

Multimorbidität gilt heutzutage als häufigste Krankheitskonstellation, wenn Patienten mit dem Gesundheitssystem in Kontakt treten. Die Tendenz ist steigend (Battegay, 2014). Dabei kommt es zu einer verringerten Lebensqualität, einem Verlust an Mobilität, einer vermehrten Inanspruchnahme von Gesundheitsleistungen, einer Zunahme des Medikamentenverbrauchs und nicht selten zu einem erhöhten Pflegebedarf (Schüle, 2013). Die aktuellen Strukturen im Gesundheitssystem werden den Anforderungen multimorbider Patienten nicht gerecht (Battegay, 2014). Die medizinische Versorgung multimorbider Patienten ist komplex. Es müssen Medikamente aufeinander abgestimmt werden, was zu gefährlichen Neben- und Wechselwirkungen führen kann (Robert Koch-Institut, 2015b). Es besteht kein Zweifel daran, dass die Multimorbidität für Pflegekräfte eine neue hohe Belastung im Alltag darstellt. Eine Multimorbidität ist fast immer mit einer dauerhaften oder wiederkehrenden medizinischen Behandlung verbunden. Die Zahl der Arztbesuche und der Krankenhausaufenthalte nimmt zu, und die Krankheitskosten steigen (Scheidt-Nave et al., 2010).

Auch die behandelten Fälle im Krankenhaus steigen stetig an. 1990 wurden ca. 14,5 Millionen Menschen in deutschen Krankenhäusern behandelt. 2010 waren es bereits ca. 18 Millionen und 2017 19,4 Millionen Menschen. Gleichzeitig sank die Verweildauer von 14 Tagen im Jahr 1991 auf 7,3 Tage im Jahr 2017 (Statistisches Bundesamt, 2019). Das heißt 2017 wurden in der Hälfte der Zeit ca. ein Drittel mehr Patienten versorgt. Die Senkung der Verweildauer darf dabei nicht als arbeitsentlastend verstanden werden, denn je kürzer der Aufenthalt desto weniger

Zeit steht für die Versorgung der Patienten zur Verfügung (Bräutigam et al., 2010). Der Trend, der immer älteren Patienten wird sich weiter fortsetzen, so dass ein Schwerpunkt auf die Versorgung älterer Menschen und die Besonderheiten bei der Behandlung gelegt werden muss (DIP, 2014). Das bedeutet, dass Patienten, die in Krankenhäusern behandelt werden, zukünftig eine intensivere pflegerische Betreuung benötigen (Tenbensel, 2012). Vor allem Patienten mit Demenz sind im Krankenhaus keine Seltenheit mehr, sondern längst zum Regelfall geworden. Laut des Instituts für angewandte Pflegeforschung lag 2014 bei 95,9 % der Stationen in Krankenhäusern mindestens ein Fall mit Demenz vor. Demenz ist somit keine Randerscheinung mehr, sondern längst Alltag in deutschen Krankenhäusern (DIP, 2014). Die Krankenhäuser sind jedoch nicht auf die Versorgung von Demenzerkrankten eingestellt. Dem Krankenhauspersonal fehlt es häufig an Wissen im Umgang mit Demenzerkrankten (Berlin-Institut für Bevölkerung und Entwicklung, 2011). Zudem fühlen sie sich mit den bei Demenz auftretenden Verhaltensweisen überfordert. Für eine intensive Betreuung bleibt oft keine Zeit (DIP, 2014). Krankenhäuser sind darauf ausgerichtet, Patienten mit somatischen Erkrankungen zu behandeln. Die Versorgungsabläufe sind standardisiert und bieten wenig Möglichkeiten für individuelle, auf die Bedürfnisse zugeschnittene, Versorgungsstrategien (Pinkert und Holle, 2012). Die steigende Anzahl älterer, zum Teil multimorbider oder demenziell erkrankter Menschen und die wachsende Zahl der Behandlungsfälle bei sinkender Verweildauer führen zu einem erhöhten Pflegeaufwand und in Folge dessen zu einem Kreislauf aus wachsenden Belastungen für die Pflegekräfte. Im Folgenden werden daher nun die Belastungen der Pflegekräfte genauer erläutert.

2.3. Physische und psychische Belastungen

Trotz der steigenden Belastungen wird davon ausgegangen, dass das Pflegepersonal auch weiterhin eine zuverlässige Pflege gewährleistet. Die Folge ist eine Arbeitssituation, in der das Personal an seine Grenzen geht und darüber hinaus (Zander, Dobler, Busse, 2011). Die zunehmende Arbeitsverdichtung führt dazu, dass die physischen, psychischen und zeitliche Arbeitsbelastungen in Pflegeberufen weiter steigen (Stahl und Nadj-Kittler, 2015). Eine hohe Bürokratie, Zeitdruck, die Anleitung von Hilfskräften und die Übernahme ärztlicher Tätigkeiten belasten das Pflegepersonal mehr als je zuvor (Kutschke, 2014). Zusätzlich werden Pflegekräfte durch gesundheitsrelevante Gefahren belastet, wie z.B. toxische oder allergene

Stoffe (Zytostatika, Latex), Infektionsgefahren, Belastungen durch das Heben und Tragen von Patienten oder Geräten, Stich- und Schnittverletzungen. Hinzu kommen schlechte Arbeitsbedingungen wie Lärm, schlechte Belüftung und Beleuchtung. Ebenfalls als belastend werden unregelmäßige Arbeitszeiten, Rollenunklarheit, ein hohes Arbeitstempo, schwierige Patienten und Belastungen durch leidende und sterbende Patienten empfunden. Treffen diese Belastungen mit unzureichenden Arbeitsbedingungen zusammen, hat das gravierende Auswirkungen auf die physische und psychische Gesundheit des Personals. Das kann zur Folge haben, dass es zu Demotivation, psychosomatischen Beschwerden, Stress und Burnout kommt. Des Weiteren fördert es die Arbeitsunfähigkeitsquoten, eine erhöhte Fluktuation und einen frühzeitigen Ausstieg aus dem Beruf (Isford und Weidner, 2010).

Die steigenden Belastungen des Pflegepersonals zeigen sich in einer erhöhten Krankheitsdauer, einer erhöhten Anzahl der Krankheitstage, sowie der Krankheitsschwere (DIP, 2018). Dem Deutschen Institut für angewandte Pflegeforschung zufolge können 2009 2092 Pflegekräfte der 9719 Befragten als hoch belastet eingestuft werden. Das sind 21,5 % der befragten Pflegekräfte. Laut DAK- Gesundheitsreport lag der Krankenstandswert im Gesundheitswesen 2016 bei 4,5 % und damit an zweiter Stelle hinter dem Bereich Verkehr, Lagerei und Kurierdienste. Der Grund für den hohen Wert liegt in einer hohen Erkrankungshäufigkeit und -dauer. Je 100 Versicherter wurden 2016 115,8 Erkrankungsfälle gezählt, die im Durschnitt 14,2 Tage dauerten (DAK-Gesundheit, 2017). Zu den häufigsten Erkrankungen gehören Muskel-Skelett-Erkrankungen und Atemwegserkrankungen, diese sind für ca. 43 % der Arbeitsunfähigkeitstage verantwortlich. Vor allem das langjährige Stehen und ungünstige Körperhaltungen wirken sich negativ auf die Gesundheit aus (Jandová, 2011). Bei Mitarbeitern die 50 Jahre oder älter sind, ist die Zahl der physischen und psychischen Erkrankungen, die zur Erwerbsminderung, Frührente oder vorrübergehender Arbeitsunfähigkeit führen, doppelt so hoch wie bei allen anderen Beschäftigten (Isfort und Weidner, 2010). Durch die hohe Arbeitsverdichtung und die Belastungen des Pflegepersonals kommt es daher zu Auswirkungen auf die Patientenversorgung und -sicherheit. In den hoch belasteten Bereichen ist es kaum möglich, eine fachgerechte Ausführung von Pflegeleistungen zu gewährleisten (Isfort und Weidner, 2010). Um die Arbeitsfähigkeit der Pflegekräfte zu erhalten, spielt vor allem das betriebliche

Gesundheitsmanagement eine entscheidende Rolle. Nachfolgend wird daher zunächst erklärt, was darunter zu verstehen ist.

3. Das betriebliche Gesundheitsmanagement

Menschen im erwerbsfähigen Alter verbringen einen Großteil ihres Lebens im Beruf (Slesina und Bohley, 2011). Lange Zeit galt die Förderung der Gesundheit der Mitarbeiter jedoch als Luxus oder Imagepflege für Unternehmen. Definiert wurde es durch gesundes Essen oder Fitnessangebote. Dies ist jedoch nur ein kleiner Teil von dem, was unter einem modernen, wissenschaftlich fundierten BGM verstanden wird (Struhs-Wehr, 2017). Die DIN SPEC 91020 spezifiziert betriebliches Gesundheitsmanagement als: „systematische sowie nachhaltige Schaffung und Gestaltung von gesundheitsförderlichen Strukturen und Prozessen einschließlich der Befähigung der Organisationsmitglieder zu einem eigenverantwortlichen, gesundheitsbewussten Verhalten" (DIN, 2012). Oberstes Ziel des BGMs ist es, die Gesundheit und das Wohlbefinden der Mitarbeiter zu erhalten und zu steigern, Arbeitsunfälle zu vermeiden und eine gesundheitsgerechte Arbeitsumgebung zu schaffen. Des Weiteren werden ökonomische Ziele berücksichtigt wie die Reduktion von Belastungen, Fehlzeiten und Fluktuationsraten. Zudem sollen Motivation, Leistungsbereitschaft und Arbeitszufriedenheit gesteigert werden (Esslinger, 2019). BGM ist demnach kein in sich abgeschlossenes Projekt, sondern bedarf einer fortlaufenden Anpassung an veränderte Bedingungen und die Umwelt (Gschleier und Andergassen, 2019). Das BGM hat die Aufgabe verschiedene gesundheitsbezogene Maßnahmen in einem Unternehmen zu planen, zu adressieren, zu organisieren und untereinander abzustimmen. Es setzt sich zusammen aus den drei Säulen Arbeitsschutz, betriebliches Eingliederungsmanagement und Gesundheitsförderung. Der Arbeitsschutz ist die erste und älteste Säule des BGM. Der Arbeitsschutz ist im Arbeitsschutzgesetz verankert, dessen Ziel die Sicherheit und der Gesundheitsschutz der Beschäftigten bei der Arbeit ist. Dazu zählen regelmäßige Gefährdungsbeurteilungen bei denen es um das physische und psychische Wohlbefinden der Mitarbeiter geht. Das betriebliche Eingliederungsmanagement soll nach sechswöchiger Abwesenheit eines Mitarbeiters innerhalb eines Jahres durch Krankheit dabei helfen Fehlzeiten zu reduzieren, Arbeitsunsicherheit zu überwinden und die Reintegration eines Mitarbeiters ermöglichen. Während das Anbieten eines Eingliederungsmanagements verpflichtend ist, ist die Inanspruchnahme freiwillig.

Die dritte Säule des BGM, die betriebliche Gesundheitsförderung, umfasst alle Maßnahmen von Arbeitgebern, Arbeitnehmern und Gesellschaft zur Verbesserung von Gesundheit und Wohlbefinden am Arbeitsplatz. Dies kann die Verbesserung der Arbeitsorganisation, die Förderung einer aktiven Mitarbeiterbeteiligung oder die Stärkung persönlicher Kompetenzen beinhalten. Ziel ist der Aufbau der Gesundheitskompetenz bei gleichzeitigem Abbau von Belastungsfaktoren. Dazu wird häufig ein Mix aus verhaltenspräventiven und verhältnispräventiven Maßnahmen eingesetzt. Verhaltenspräventive Maßnahmen beziehen sich auf das individuelle Verhalten einer Person, verhältnispräventive Maßnahmen beinhalten hingegen Maßnahmen, die durch Änderungen der Arbeitsbedingungen die Gesundheit fördern sollen. Ein konsequentes BGM verknüpft diese drei in Verbindung stehenden Säulen (Esslinger, 2019). Insgesamt verringert BGM Präsentismus, Frustration, Burnout und Demotivation, gleichzeitig steigert es das Wir-Gefühl, das Wohlbefinden der Mitarbeiter und den nachhaltigen Erfolg eines Unternehmens. Erreicht wird dies mithilfe gemeinsamer Regeln und Werten, der Verbesserung sozialer Beziehungen, sowie einer mitarbeiterorientierten Führungskultur (Kaminski, 2013). Welche Rolle das BGM für Krankenhäuser spielt, wird im nun folgenden Kapitel dargestellt.

4. Die Rolle des betrieblichen Gesundheitsmanagements im Krankenhaus

Gesundheit hat im Gesundheitswesen eine doppelte Rolle. Einerseits ist sie Kern der Dienstleistung, da alle Einrichtungen direkt oder indirekt zur Vorbeugung von Krankheiten und zur Erhaltung, Sicherstellung und Wiederherstellung der Gesundheit beitragen. Andererseits sind die Beschäftigten gesundheitlichen Risiken ausgesetzt (Meißner, 2013). Das Gesundheitswesen gilt als einer der bedeutendsten Beschäftigungsbereiche. Für die Beschäftigten bedeutet dies jedoch ein Hochrisikobereich für die eigene Gesundheit und das Wohlbefinden. Chronische Unterbesetzung bei steigenden Patientenzahlen und gleichzeitig kürzerer Verweildauer führen zu starken Überlastungen und Arbeitsdruck (Becker und Hoehner, 2019). Nicht selten kommt es zu gestörten Arbeitsabläufen. Die medizinische und pflegerische Qualität sinkt, was zu erhöhten Gefahren für Mitarbeiter und Patienten führt. Dies kann für Krankenhäuser, die sich im Wettbewerb behaupten müssen und auf die Qualität, Patientenorientierung und das Engagement der Mitarbeiter angewiesen sind, zur Existenzfrage werden (Runde und Tenberge, 2016). Daher stellt die Schaffung guter und attraktiver

Arbeitsbedingungen eine herausragende Aufgabe für das Krankenhausmanagement dar (Fiedler, Siller, Stierle, 2019). Eine Vorrausetzung auf dem Weg zum BGM ist die Erkenntnis, dass der traditionelle Arbeitsschutz in Form gesetzlicher Auflagen nicht ausreicht, um die Gesundheit der Beschäftigten nachhaltig zu verbessern. Die alleinige Absenkung des Krankenstandes und die Reduktion riskanter Verhaltensweisen genügen nicht, um eine mitarbeiter- und ressourcenorientierte Unternehmenskultur zu erzielen. Die Umsetzung eines ganzheitlichen BGM-Ansatzes nimmt im Hinblick auf die steigenden Belastungen und den demographischen Wandel immer mehr an Bedeutung zu. Trotzdem ist das BGM im Krankenhaus noch nicht umfassend etabliert (Gschleier und Andergassen, 2019). Nachfolgend soll daher die Umsetzung eines BGM-Konzeptes im Krankenhaus näher erläutert werden.

4.1. Umsetzung von betrieblichem Gesundheitsmanagement im Krankenhaus

Die Einführung eines BGMs folgt einem klar strukturierten Projektmanagement und setzt sich aus den Schritten Vorbereitung und Planung, strategische Phase, Analyse, Maßnahmenplanung, Durchführung und Evaluation zusammen. Bei der *Vorbereitung* sollen zunächst Ziele gesetzt und Rahmenbedingungen geklärt werden. Dadurch entsteht ein Kommunikationskonzept in dem die Verantwortlichen, die Zielgruppe, Zuständigkeiten und das Budget festgehalten werden. In der *strategischen Phase* beginnt dann das eigentliche Projekt, bei dem die mittleren Führungskräfte (Oberärzte, mittleres Management) miteinbezogen werden. Sie erhalten in Workshops alle wichtigen Informationen zu dem Projekt und sollen diese an die Mitarbeiter weiterleiten. Grundlage für eine *Analyse* ist immer eine Bestandsaufnahme der aktuellen Ist-Situation im Krankenhaus. Dazu werden quantitative und qualitative Verfahren wie Experteninterviews oder Befragungen eingesetzt. Dadurch sollen die subjektiv erlebten Belastungen der Mitarbeiter sowie ihr momentanes Befinden erfasst werden. Alle gesammelten Daten werden zusammengefasst, analysiert und bewertet. Es folgt die *Planung der Maßnahmen* durch die Erstellung eines Maßnahmenplans in dem auch festgehalten wird bis wann die Umsetzung erfolgen soll. Anschließend erfolgt die *Umsetzung* der zuvor definierten Maßnahmen. Die Anzahl der Maßnahmen ist an den Bedarf der Krankenhäuser gebunden. Erst bei der Umsetzung wird deutlich, ob die Belegschaft gut informiert ist und für das Thema sensibilisiert wurde. Zuletzt erfolgt eine *Evaluation* über die Wirksamkeit der Maßnahmen, den Grad der Zielerreichung und dem Kosten-Nutzen-Verhältnis. Evaluationsindikatoren können z.B. die Verbesserung der Motivation, eine Reduktion von Belastungen, die Verbesserung der zwischenmenschlichen Beziehungen oder die Reduktion von Krankenständen sein (Gschleier und Andergassen, 2019). Für ein erfolgreiches BGM-Konzept sollten sowohl Verhaltens- als auch Verhältnisprävention berücksichtigt werden. So sollte bei der Verhaltensprävention auf die Ernährung, die Bewegung und das Stressempfingen eingegangen werden, ebenso wie das Ermutigen zur Inanspruchnahme von Früherkennungsverfahren und Impfungen. Das können gemeinsame Lauftreffen, Entspannungs- und Fitnessangebote oder Ernährungskurse sein. Bei der Verhältnisprävention sollen die Umweltbedingungen verändert werden, die indirekt Einfluss auf die Entstehung von Krankheiten haben. Dazu gehört das Betriebsklima, das Führungsverhalten oder die Kommunikationskultur. Je mehr dieser Punkte im Krankenhaus umgesetzt werden, desto besser ist das BGM aufgebaut. Durch die Umsetzung gezielter Maßnahmen wird einerseits die Motivation der Mitarbeiter nachhaltig gefördert und auf der anderen Seite die Produktivität und Dienstleistungsqualität des Krankenhauses erhöht (Becker und Hoehner, 2019).

Zu den wichtigsten Anforderungen für eine erfolgreiche Umsetzung von BGM im Krankenhaus zählen, dass finanzielle und personelle Ressourcen bereitgestellt werden und Führungskräfte eine Schlüsselrolle übernehmen. Ebenso wichtig ist das Einbeziehen der Mitarbeiter. Klare Strukturen und Prozesse sichern die Umsetzung und die erhaltenen Ergebnisse sollen evaluiert werden. Aus den entstandenen Erkenntnissen werden die passenden Schlüsse gezogen. Schlussendlich wird aus dem anfänglichen Projekt ein fortlaufender Managementprozess (Struhs-Wehr, 2017). Wichtig ist zudem das aufmerksame Beobachten des Umfeldes, ein beständiges Lernen und die geeignete Umsetzung von Verbesserungen. Nur wenn es das Krankenhaus schafft, die Ziele des BGMs in die Strategie der Klinik einzubinden und diese in die Ablauforganisation einfließen zu lassen, sind wichtige Schritte zur gesundheitsförderlichen Organisation geschafft (Kaminski, 2013).

Best Practice Beispiel

Zur Darlegung eines Beispiels im Bereich BGM im Krankenhaus wurden die Niels-Stensen-Kliniken und ihr Maßnahmenpaket „AktiVerbund" ausgewählt. Die Niels-Stensen-Klinken sind ein kirchlicher Verbund von Gesundheitseinrichtungen im

Raum Osnabrück/Emsland. In den 14 Einrichtungen versorgen ca. 6000 Mitarbeiter mehr als 250.000 Patienten jährlich (Niels-Stensen-Kliniken, o.J.). Die Maßnahmen wurden mithilfe einer vorherigen Bedarfsermittlung erhoben und die Führungskräfte und Mitarbeiter für das Projekt sensibilisiert. Dazu wurden Gesundheitszirkel durchgeführt, um Gesundheitsrisiken im Arbeitsumfeld zu identifizieren und Lösungen zu finden. Alle Lösungsvorschläge wurden bewertet und eine Positivliste erstellt, die an die Krankenhausleitung weitergeleitet wurde. Anschließend begann die Umsetzung (Runde und Tenberge, 2016). Die Mitarbeiter der Kliniken haben die Möglichkeit, vergünstigt in bestimmten Fitnessstudios zu trainieren. Zusätzlich besteht die Möglichkeit der Inanspruchnahme von Massagen, sowie Rücken- und Ausdauertrainings. Über das eigene Bildungszentrum werden Grund- und Aufbaukurse für Kinästhetik angeboten und es stehen Kinästhetik-Beauftragte zur Verfügung. Im Bereich Ernährung wurde in allen Cafeterien ein Salatbuffet und ein umfangreiches Angebot von Obst und Gemüse umgesetzt. Jährlich gibt es Aktionen bei denen vollwertige Gerichte zu günstigen Preisen angeboten werden. Für die psychische Gesundheit werden Salutogenesekurse angeboten und es besteht die Möglichkeit für ethische Fallbesprechungen. Zusätzliche Maßnahmen sind Schutzimpfungen durch eigene Betriebsärzte, die Inanspruchnahme einer professionellen Zahnreinigung, und Kurse wie „lösungsorientierte Gesprächsführung" für Führungskräfte. Die Umsetzung war kein leichter Weg und erforderte viel Überzeugungskraft. Die Akzeptanz der Mitarbeiter spricht jedoch für sich. Vor allem die Sportprogramme und das Ernährungsangebot werden positiv bewertet. Das Unternehmen spricht sich dafür aus, dass das BGM ein immer wichtiger werdender Faktor der Gesundheitsförderung unserer Gesellschaft ist (Runde und Tenberge, 2016). Nachfolgend werden nun einige unverzichtbare Faktoren für die erfolgreiche Umsetzung von BGM im Krankenhaus erläutert.

4.2. Erfolgsfaktoren

Besonders wichtig sind der Einbezug und die Überzeugung der Mitarbeiter. Daher spielt vor allem die Wertschätzung eine Schlüsselrolle, um Mitarbeiter zu stärken und zu motivieren. Wertschätzung setzt sich zusammen durch Ehrlichkeit, Transparenz, Vertrauen statt Kontrolle, Lob, Feedback und eine tolerante Fehlerkultur die Führungskräfte ihren Mitarbeitern entgegenbringen (Struhs-Wehr, 2017). Ein gutes BGM zeichnet sich außerdem durch eine gute Vernetzung von Arbeitsmedizin, Arbeitssicherheit, Hygienefachkräften und Ernährungsberatern aus. Zudem ist ein innovatives Marketing wichtig, bei dem die Unternehmenskommunikation eingebunden wird und interne Medien verwendet werden (Lukl et al., 2018). Zu den wichtigsten Erfolgsfaktoren gehört jedoch eine gesunde Führung. Führung kommt in einer modernen Gesellschaft in jeder Organisation eine große Bedeutung zu. Sie ist „die zielgerichtete Steuerung des Systems Organisation und die zielgerichtete Einflussnahme auf Personen" (Siller 2019, S.44). Führungskräfte gelten im BGM-Prozess als Bindeglied zwischen Unternehmensleitung und Mitarbeitern. Durch ihre Vorbildfunktion und ihr eigenes Handeln beeinflussen sie die Ausgestaltung der Unternehmenskultur (Struhs-Wehr, 2017).

Zukünftige Arbeitswelten benötigen Führungskräfte die in der Lage sind, die Potenziale und Ressourcen der Mitarbeiter zu erkennen und zu fördern (Badura, Ducki, Schröder, Klose, Meyer, 2014). Grundsätzlich werden zwei Führungsstile unterschieden. Beide beabsichtigen die positive Beeinflussung der Leistung durch Ressourcenaktivierung und -stärkung (Salter, Harris, Woodhall, McCormack, 2013). Bei dem transaktionalen Führungsstil geht es um den Austausch von Leistung und Gratifikation durch das Gehalt und die Reaktion der Führungskraft. Motivation wird dabei angestrebt durch transparente Kommunikation, Delegation der Verantwortung, Feedback, Lob und konstruktive Kritik. Bei der transformationalen Führung geht es hingegen um das Umformen und Umgestalten von Werten und Einstellungen. Motivation bedeutet daher die Stärkung der intrinsischen Motivation der Mitarbeiter durch die Vermittlung sinngebender Ziele, herausfordernde Aufgaben, eigenständige Problemlösung, Eingehen auf Bedürfnisse, Orientierung an den Stärken der Mitarbeiter und eine gute Vorbildfunktion. Vor allem der transformationale Führungsstil nimmt einen positiven Einfluss auf die Gesundheit der Mitarbeiter, da dort Wertschätzung und Respekt eine Rolle spielen (Struhs-Wehr, 2017). Eine gesunde Führung gilt insgesamt als Schlüssel zum Erfolg für ein glaubhaftes BGM. Gesunde Führung heißt Vertrauen bilden, soziale Vernetzung fördern, Identifikationsmöglichkeiten schaffen, Work-Life Balance erhalten, Führungskräfte schulen und ein persönlicher Austausch mit den Mitarbeitern (Esslinger, 2019). Das Gesundheitsmanagement zielt auf eine Führungskultur ab, die sich aus gemeinsamen Regeln, Werten und Überzeugungen zusammensetzt. Gesundheit wird zur Führungsaufgabe, denn nur wenn die Führungsspitze ganzheitlich hinter einem BGM-Projekt steht und dieses aktiv unterstützt, kann es langfristig gelingen, ein solches erfolgreich umzusetzen (Gschleier und

Andergassen, 2019). Nachfolgend werden nun die Hindernisse geschildert, die die Umsetzung von BGM erschweren.

4.3. Umsetzungshindernisse

Die Umsetzung eines BGM-Konzeptes ist sinnvoll aber nicht immer leicht. Es erfordert große Umstrukturierungen und eine Zusammenarbeit verschiedener Instanzen. Eine Umsetzung ist vor allem dann schwer, wenn die Wertvorstellungen in der Vergangenheit anders waren. Wenn es einmal zu Frustration und Demotivation unter den Mitarbeitern gekommen ist und dies zu unkontrollierbarem Präsentismus oder Absentismus geführt hat, ist es ein langer Prozess, das verlorene Vertrauen wiederzugewinnen. Hinzu kommt die Angst vor Veränderungen. Die Einführung von BGM erfordert eine Neuorientierung und das birgt ein gewisses Risiko und führt zu Ungewissheit unter Mitarbeitern und Leitung (Kaminski, 2013). Nicht selten fehlt zudem das Wissen zu Umsetzungsmöglichkeiten von BGM oder zu vorhandenen Anbietern. Zusätzlich ist das Engagement zur Umsetzung von BGM nicht immer vorhanden oder der Bedarf an Gesundheitsförderung gar nicht bekannt. In Krankenhäusern ist es zudem so, dass das Tagesgeschäft Vorrang hat und Maßnahmen häufig als zu kostspielig angesehen werden (Ternès, 2018). Besonders schwer haben es daher kleine Krankenhäuser, denn sie haben oft nur wenige, dafür tendenziell ausgelastete Mitarbeiter und können wegen der Personalsituation häufig keinen eigenen BGM- Verantwortlichen stellen. Zusätzlich fehlt oft das Know-How, wie man das Thema Gesundheitsförderung im Krankenhaus erfolgreich umsetzen und den Mitarbeitern nachhaltig kommunizieren kann. Des Weiteren scheint sich für kleine Krankenhäuser der Aufbau einer eigenen BGM-Struktur mangels Größe kaum zu lohnen (Runde und Tenberge, 2016). Es sollte zudem verdeutlicht werden, dass BGM kein Allheilmittel für organisationale Defizite ist. Oft kommt es in der Analysephase dazu, dass Mitarbeiter Problemfelder nennen, die nicht unmittelbar die Gesundheit beeinflussen und nur durch Prozessrestrukturierungen behoben werden können. Wesentlich ist somit die Klarstellung, dass es um gesundheitsbezogene Fragestellungen geht und das Thema BGM nicht mit unerfüllten Erwartungen einhergeht. Die Umsetzung von BGM schafft Erwartungen und erfordert Geduld und Frustrationstoleranz der Verantwortlichen. Die Mitarbeiter werden sich immer auf die Probleme fokussieren, die noch nicht gelöst wurden und daher ist BGM ein Prozess, der einmal begonnen, nie beendet ist. Die Gesundheitsförderung stößt dann an ihre Grenzen, wenn der Einzelne nicht bereit ist, seine Gesundheit zu verbessern. Gesundheitsmanagement muss daher auch Überzeugungskraft gegen den Widerstand einzelner Mitarbeiter leisten (Runde und Tenberge, 2016). Die größten Hindernisse für eine erfolgreiche Umsetzung des BGMs sind der Vorrang des Alltagsgeschäfts und damit die Belastung durch eine zusätzliche Aufgabe, fehlende Ressourcen für BGM, fehlendes Wissen, fehlendes Engagement und vermeintlich zu hohe Kosten. Das Krankenhausmanagement steht vor der Herausforderung den Grad zwischen den Bedürfnissen und Bedarfen der Patienten und der Gesundheit der Mitarbeiter zu finden(Gschleier und Andergassen, 2019). Nur wenn Krankenhäuser zukünftig in die Gesundheit ihrer Mitarbeiter investieren und die Hindernisse überwinden, können die aktuellen Herausforderungen im Klinikalltag bewältigt werden. Es folgt ein abschließendes Fazit.

5. Fazit

Die Belastungen im Klinikalltag sind größer denn je und werden in Folge des demographischen Wandels weiter steigen. Die demographische Entwicklung, der Fachkräftemangel und die steigenden Belastungen für Pflegende erfordern ein ganzheitliches Konzept, welches den Menschen in den Mittelpunkt stellt. Eine ganzheitlichen Präventionskultur ist jedoch bis heute nicht flächendeckend. Das Gesundheitswesen ist hauptsächlich auf die Diagnostik und Therapie von Erkrankungen ausgerichtet. Gesundheitserhaltung, Prävention und Gesundheitsförderung wie es im BGM vorgesehen ist, ist bis heute nur wenig in Krankenhäusern vorzufinden. Es muss ein Umdenkprozess stattfinden bei dem die Mitarbeiter als wichtigstes Gut angesehen werden und es das oberste Ziel ist, ihre Gesundheit zu erhalten und zu fördern. Nur so können die Belastungen minimiert und dem wachsenden Fachkräftemangel entgegengewirkt werden. Für ein erfolgreiches BGM müssen vor allem die Führungskräfte überzeugt werden, da diese einen großen Anteil an der Umsetzung neuer Konzepte haben. BGM sollte heute kein Fremdwort mehr sein sondern zur Selbstverständlichkeit werden, denn „gesunde Mitarbeiter kosten Geld – Kranke ein Vermögen" (Runde und Tenberge 2016, S.226).

Literaturverzeichnis

Afentakis, A.; Maier, T. (2010): Projektionen des Personalbedarfs und -angebots in Pflegeberufen bis 2025. Hg. v. Statistisches Bundesamt. Wiesbaden.

Badura, B.; Ducki, A.; Schröder, H.; Klose, J.; Meyer, M. (Hg.) (2014): Erfolgreiche Unternehmen von morgen - gesunde Zukunft heute gestalten. Mit 139 Abbildungen und 222 Tabellen. Springer-Verlag GmbH. Berlin: Springer (Fehlzeiten-Report, 2014). Online verfügbar unter http://lib.myilibrary.com?id=648544.

Battegay, E. (2014): Multimorbidität. Eine Herausforderung der Neuzeit.

Becker, S.; Hoehner, M. A. W. (2019): Vorbildfunktion des Arztes – Realität und Herausforderung. In: J. Stierle, H. Siller, M. Fiedler und S. Ortner (Hg.): Handbuch Strategisches Krankenhausmanagement, Bd. 101. Wiesbaden: Springer Fachmedien Wiesbaden, S. 171–189.

Bertelsmann Stiftung (Hg.) (2012): Themenreport ,,Pflege 2030". Was ist zu erwarten - was ist zu tun? Gütersloh.

Böhm, K.; Tesch-Römer, C.; Ziese, T. (2009): Gesundheit und Krankheit im Alter. Berlin: Robert Koch-Institut (Beiträge zur Gesundheitsberichterstattung des Bundes).

Bräutigam, C.; Dahlbeck, E.; Enste, P.; Evans, M.; Hilbert, J. (2010): Flexibilisierung und Leiharbeit in der Pflege. Hg. v. Hans-Böckler-Stiftung.

Bundesinstitut für Bevölkerungsforschung (Hg.) (2016): Bevölkerungsentwicklung. Daten, Fakten, Trends zum demographischen Wandel. Wiesbaden.

Bundesministerium für Gesundheit (Hg.) (2018): Beschäftigte in der Pflege. (Suchverlauf: Themen - Pflege - Pflegekräfte - Beschäftigte). Online verfügbar unter https://www.bundesgesundheitsministerium.de, zuletzt aktualisiert am 20.03.2018, zuletzt geprüft am 27.02.2020.

Bundesverband Digitale Wirtschaft (BVDW) e.V. (Hg.) (2017): Digitale Pflege. Digitalisierung als Schlüssel für ein gutes Leben in einer älter werdenden Gesellschaft. Düsseldorf.

DAK-Gesundheit (Hg.) (2017): Gesundheitsreport 2017. Analyse der Arbeitsunfähigkeitsdaten. Hamburg.

Deutsches Institut für angewandte Pflegeforschung e.V. (DIP) (Hg.) (2017): ePflege. Informations- und Kommunikationstechnologie für die Pflege. Berlin.

Deutsches Institut für angewandte Pflegeforschung e.V. (DIP) (Hg.) (2018): Pflege-Thermometer 2018. Eine bundesweite Befragung von Leitungskräften zur Situation der Pflege und Patientenversorgung in der teil-/vollstationären Pflege. Berlin.

DIN (2012): DIN SPEC 91020 Betriebliches Gesundheitsmanagement. Beuth, Berlin

Dodel, R. (2014): Multimorbidität. Konzept, Epidemiologie, Versorgung. In: *Der Nervenarzt* 85 (4), S. 401–408. DOI: 10.1007/s00115-013-3937-y.

Esslinger, S. A. (2019): Betriebliches Gesundheitsmanagement. In: R. Haring (Hg.): Gesundheitswissenschaften (Springer Reference Pflege – Therapie – Gesundheit).

Fiedler, M.; Siller, H.; Stierle, J. (2019): Einleitung: Das Krankenhaus als besonderer Dienstleister. In: J. Stierle, H. Siller, M. Fiedler und S. Ortner (Hg.): Handbuch Strategisches Krankenhausmanagement, Bd. 10. Wiesbaden: Springer Fachmedien Wiesbaden, S. 1–14.

Freiling, T. (2009): Älter werden in der Krankenhauspflege – Studienergebnisse zur Bedarfslage und Handlungsoptionen einer demografiefesten Personalpolitik. Hg. v. Forschungsinstitut betriebliche Bildung (f-bb). Nürnberg.

Gschleier, R.; Andergassen, M. (2019): Betriebliches Gesundheitsmanagement im Krankenhaus. In: J. Stierle, H. Siller, M. Fiedler und S. Ortner (Hg.): Handbuch Strategisches Krankenhausmanagement, Bd. 89. Wiesbaden: Springer Fachmedien Wiesbaden, S. 805–825.

Hämel, K.; Schaeffer, D. (2012): Fachkräftemangel in der Pflege – viel diskutiert, politisch ignoriert? In: *GuS* 66 (1), S. 41–49. DOI: 10.5771/1611-5821-2012-1-41.

Isfort, M.; Weidner, F. (2010): Pflegethermometer 2009. Eine bundesweite Befragung von Pflegekräften zur Situation der Pflege und Patientenversorgung im Krankenhaus. Hg. v. Deutsches Institut für angewandte Pflegeforschung e.V. (DIP). Köln.

Jandová, A. (2011): Attraktive Arbeitsplätze schaffen für Nachwuchs und „alte Hasen". In: *Im OP* 1 (02), S. 73–75. DOI: 10.1055/s-0031-1271612.

Kaminski, M. (2013): Betriebliches Gesundheitsmanagement für die Praxis. Ein Leitfaden zur systematischen Umsetzung der DIN SPEC 91020. Wiesbaden, s.l.: Springer Fachmedien Wiesbaden. Online verfügbar unter http://dx.doi.org/10.1007/978-3-658-01274-8.

Kutschke, A. (2014): Pflegenotstand und Fachkräftemisere. In: *Heilberufe/Das Pflegemagazin* 66 (4).

Lukl, I.; Polacsek-Ernst, R.; Stadlbauer, H.; Nicham, R.; Welkens, M.; Jugovits, M. (2018): Evaluierung psychischer Belastungen und Betriebliches Gesundheitsmanagement: Wenn die Pflicht zur Kür und die Kür zum Erfolg wird – Führende Beispiele aus der österreichischen Wirtschaft. In: Mario A. Pfannstiel und H. Mehlich (Hg.): BGM – Ein Erfolgsfaktor für Unternehmen, Bd. 1. Wiesbaden: Springer Fachmedien Wiesbaden, S. 739–765.

Meißner, F. (2013): Betriebliches Gesundheitsmanagement im Gesundheitswesen. In: *Bewegungstherapie und Gesundheitssport*, S. 62–66.

Niels-Stensen-Kliniken (o.J.): Ihre Niels-Stensen-Kliniken. Verfügbar unter: https://www.niels-stensen-kliniken.de/niels-stensen-kliniken.html zuletzt geprüft am: 02.03.2020

Nowossadeck, E. (2013): Pflegekräfte in Zeiten des demografischen Wandels. Probleme, Herausforderungen und Lösungsstrategien. In: *Bundesgesundheitsblatt, Gesundheitsforschung, Gesundheitsschutz* 56 (8), S. 1037–1039. DOI: 10.1007/s00103-013-1741-2.

Robert Koch-Institut (2015a): Welche Auswirkungen hat der demografische Wandel auf Gesundheit und Gesundheitsversorgung?

Robert Koch-Institut (2015b): Wie gesund sind die älteren Menschen?

Runde, B.; Tenberge, E. (2016): Gesundheitsmanagement im Krankenhaus – auf dem Weg zu einem Good-Practice-Modell. In: Mario A. Pfannstiel und H. Mehlich (Hg.): Betriebliches Gesundheitsmanagement. Wiesbaden: Springer Fachmedien Wiesbaden, S. 213–227.

Salter, C. R.; Harris, M. H.; Woodhull, M.; McCormack, J. (2013): A study of the relationship between moral maturity and respondent's self-rated leadership style. In: *Journal of Leadership Accountability and Ethics* 10 (5).

Scheidt-Nave, C.; Richter, S.; Fuchs, J.; Kuhlmey, A. (2010): Herausforderungen an die Gesundheitsforschung für eine alternde Gesellschaft am Beispiel "Multimorbidität". In: *Bundesgesundheitsblatt, Gesundheitsforschung, Gesundheitsschutz* 53 (5), S. 441–450. DOI: 10.1007/s00103-010-1052-9.

Schüle, K. (2013): Multimorbidität im Alter. In: *Bewegungstherapie und Gesundheitssport*, S. 198–201.

Siller, H. (2019): Integriertes Management und integriertes Controlling. In: J. Stierle, H. Siller, M. Fiedler und S. Ortner (Hg.): Handbuch Strategisches Krankenhausmanagement. Wiesbaden: Springer Fachmedien Wiesbaden, S. 43–76.

Simon, M. (2015): Unterbesetzung und Personalmehrbedarf im Pflegedienst der allgemeinen Krankenhäuser. Hannover

Slesina, W.; Bohley, S. (2011): Gesundheitsförderung und Prävention in Settings: Betriebliches Gesundheitsmanagement. In: T. Schott und C. Hornberg (Hg.): Die Gesellschaft und ihre Gesundheit. 20 Jahre Public Health in Deutschland ; Bilanz und Ausblick einer Wissenschaft. 1. Aufl. Wiesbaden: VS Verl. für Sozialwiss (Gesundheit und Gesellschaft).

Stahl, K.; Nadj-Kittler, M. (2015): Gute Pflege braucht gute Bedingungen. In: *Im OP* 06 (01), S. 20–21. DOI: 10.1055/s-0041-107223.

Statistisches Bundesamt (Hg.) (2010): Demografischer Wandel in Deutschland. Auswirkungen auf Krankenhausbehandlungen und Pflegebedürftige im Bund und in den Ländern.

Statistisches Bundesamt (Hg.) (2015a): Die Generation 65+ in Deutschland. Wiesbaden.

Statistisches Bundesamt (Hg.) (2015b): Bevölkerung Deutschlands bis 2060.13. koordinierte Bevölkerungsvorausberechnung. Wiesbaden.

Statistisches Bundesamt (Hg.) (2016): Ältere Menschen in Deutschland und der EU. Wiesbaden.

Statistisches Bundesamt (Hg.) (2017): Pflegestatistik 2015. Pflege im Rahmen der Pflegeversicherung/ Deutschlandergebnisse. Wiesbaden.

Statistisches Bundesamt (Hg.) (2018): Durchschnittliche Lebenserwartung (Periodensterbetafel): Deutschland, Jahre, Geschlecht, Vollendetes Alter. (Suchverlauf: Tabellen: Code: 12621-0002). Online verfügbar unter https://www-genesis.destatis.de, zuletzt geprüft am 17.02.2020.

Statistisches Bundesamt (2019): Einrichtungen, Betten und Patientenbewegung. (Suchverlauf: Zahlen & Fakten - Gesellschaft & Staat - Gesundheit - Krankenhäuser - Einrichtungen, Betten und Patientenbewegung). Online verfügbar unter https://www.destatis.de, zuletzt geprüft am 18.02.2020.

Statistisches Bundesamt (2020a): Gesundheitspersonal. Online verfügbar unter https://www.destatis.de/DE/Themen/Gesellschaft-Umwelt/Gesundheit/Gesundheitspersonal/_inhalt.html, zuletzt geprüft am 17.02.2020.

Statistisches Bundesamt (2020b): Gesundheitspersonal Deutschland, Jahre, Einrichtungen, Geschlecht, Berufe im Gesundheitswesen. Tabellen Code: 23621-0002. Online verfügbar unter www.genesis.destatis.de, zuletzt geprüft am 18.02.2020.

Struhs-Wehr, K. (2017): Betriebliches Gesundheitsmanagement und Führung. Gesundheitsorientierte Führung als Erfolgsfaktor im BGM. Wiesbaden: Springer. Online verfügbar unter http://dx.doi.org/10.1007/978-3-658-14266-7.

Ternès, A. (2018): Betriebliches Gesundheitsmanagement und Start-ups – eine wirkungsvolle Verbindung. In: Mario A. Pfannstiel und H. Mehlich (Hg.): BGM – Ein Erfolgsfaktor für Unternehmen. Wiesbaden: Springer Fachmedien Wiesbaden, S. 1–18.

van den Bussche, H.; Heinen, I.; Koller, D.; Wiese, B.; Hansen, H.; Schäfer, I. Scherer, M.; Glaeske, G.; Schön, G. (2014): Die Epidemiologie von chronischen Krankheiten und Pflegebedürftigkeit. Eine Untersuchung auf der Basis von Abrechnungsdaten der gesetzlichen Krankenversicherung. In: *Zeitschrift für Gerontologie und Geriatrie* 47 (5), S. 403–409. DOI: 10.1007/s00391-013-0519-3.

van den Bussche, H.; Koller, D.; Kolonko, T.; Hansen, H.; Wegscheider, K.; Glaeske, G.; Leitner, E-C. von; Schäfer, I.; Schön, G. (2011): Which chronic diseases and disease combinations are specific to multimorbidity in the elderly? Results of a claims data based cross-sectional study in Germany. In: *BMC public health* 11, S. 101. DOI: 10.1186/1471-2458-11-101.

WifOR Wirtschaftsforschung (Hg.) (2010): Fachkräftemangel. Stationärer und ambulanter Bereich bis zum Jahr 2030.

Zander, B.; Dobler, L.; Busse R. (2011): Studie spürt Gründen für Burnout nach. Psychische Erkrankungen kommen in der Pflegebranche überproportional häufig vor. In: *Pflegezeitschrift* 64 (2).

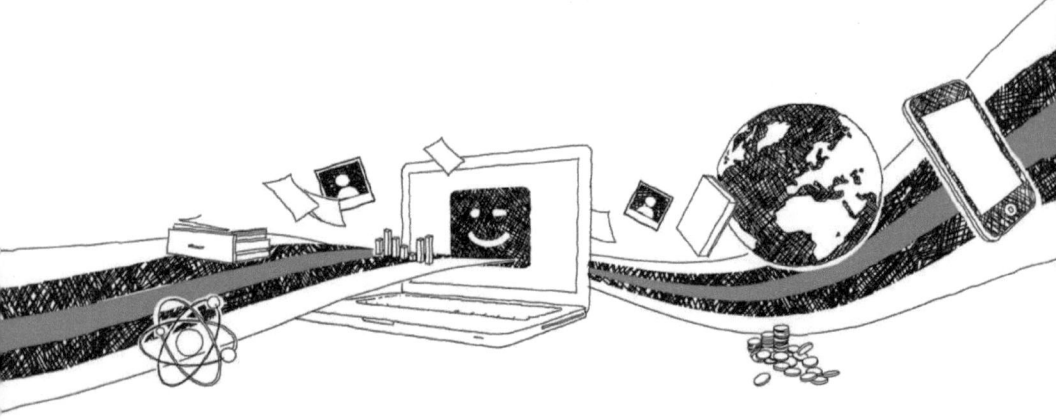
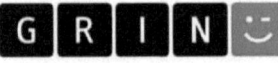